LES HOPITAUX MARINS

ET LE

SANATORIUM RÉNÉE-SABRAN

A HYÈRES-GIENS

PAR

Le DR E. VIDAL

Membre correspondant de la Société de médecine de Lyon.

Communication faite au Congrès scientifique de Marseille,
séance du 19 septembre 1891.

LYON
ASSOCIATION TYPOGRAPHIQUE
F. PLAN, RUE DE LA BARRE, 12.

1891

LES HOPITAUX MARINS

ET LE

SANATORIUM RÉNÉE-SABRAN

A HYÈRES-GIENS

PAR

Le Dr E. VIDAL

Membre correspondant de la Société de médecine de Lyon

Communication faite au Congrès scientifique de Marseille,
séance du 19 septembre 1891.

LYON

ASSOCIATION TYPOGRAPHIQUE

F. PLAN, RUE DE LA BARRE, 1°.

1891

LES HOPITAUX MARINS

ET LE

SANATORIUM RÉNÉE-SABRAN

A HYÈRES-GIENS

———————

La question des hôpitaux marins était encore bien obscure lorsqu'en 1878 elle fut inscrite dans le programme du Congrès scientifique de Nice.

Depuis longtemps déjà nous cherchions à fonder à Hyères un Sanatorium pour les scrofuleux, mais nous étions convaincu que les établissements de ce genre ne seraient jamais assez nombreux, et ce fut sans hésitation que nous demandâmes dans un mémoire adressé au Congrès la généralisation des fondations de ce genre.

Après une longue et féconde discussion, et grâce à l'éloquent appui de MM. les docteurs Hugues et Balestre, nous eûmes la satisfaction de voir nos conclusions adoptées ; nous prions ces amis de la première heure de vouloir bien nous permettre de leur adresser, d'ici, nos plus vifs remercîments, le souvenir de leur précieux concours nous a soutenu dans nos incessantes démarches, il nous a donné l'énergie nécessaire pour franchir tous les obstacles et nous a fait surmonter bien des dégoûts.

Nous n'avons jamais en effet depuis lors laissé passer une occasion d'affirmer nos convictions, et c'est avec un sentiment de bien douce satisfaction que nous avons vu surgir sur les côtes de France tout un cordon de refuges pour les enfants scrofuleux ; Cannes, Hyères-Giens, Cette, Bagnuls, Arcachon, Pen-Bron se relient aujourd'hui à Berk, et l'œuvre si utile des hôpitaux marins a été fondée sous les auspices de l'éminent secrétaire perpétuel de l'Académie de médecine, M. le docteur Bergeron.

La question est donc sortie du domaine de la théorie pour entrer définitivement dans celui de la pratique, et si nous jetons un regard sur le chemin parcouru depuis 1878, nous devons en reporter en grande partie le mérite à ce Congrès scientifique de Nice dont nous suivons aujourd'hui les traditions et qui n'hésita pas à patronner jadis une idée si largement humanitaire. Voilà certainement une preuve de plus à opposer à ceux qui contestent l'utilité de nos réunions.

Nous serions bien injustes si nous omettions d'attribuer une très large part du succès aux personnes généreuses qui nous ont aidés dans cette œuvre collective et de leur rendre un public hommage de notre reconnaissance. Pour Hyères-Giens nous remplissons un devoir bien doux en rappelant au Congrès, qu'après bien des années de démarches infructueuses auprès des administrations publiques, nous eûmes enfin le bonheur de voir nos idées partagées par un grand homme de bien, M. Hermann Sabran, président du Conseil général des hospices de la ville de Lyon. Sur sa demande, un essai fut tenté : il réussit au delà de nos espérances, et le Conseil, toujours au premier rang dans la voie du progrès, décida la fondation du Sanatorium « Rénée-Sabran ».

Cet établissement édifié au-dessus de la plage de Giens, dans la partie centrale du magnifique domaine de 27 hectares donné par M. Sabran, a été construit tout entier avec le produit de souscriptions particulières ; il va dans un mois recevoir cent jeunes malades des deux sexes et nous allons enfin quitter les bâtiments actuels situés sur la crête d'une colline, pour descendre au bord de la mer.

Nous avons déjà donné plusieurs fois la description détaillée des bâtiments qui constituent le Sanatorium de Giens, aussi n'y reviendrons-nous pas aujourd'hui ; permettez-nous pourtant de vous faire remarquer que nos plans comportent une piscine avec une installation aussi complète que possible de douches, froides ou chaudes, douces ou salées, et de vous donner les raisons qui nous ont fait considérer cette construction comme le complément indispensable du traitement marin.

La piscine est destinée, selon nous : 1° à continuer, au moyen de l'eau de mer attiédie, le traitement des bains de plage qui nous paraît devoir être suspendu (nous en avons fait l'expérience depuis quatre ans) pendant les jours les plus froids de l'année, pendant les périodes des pluies d'équinoxe et lorsque la mer soulevée par les grands vents du large rend la plage inabordable ; 2° à faire prendre à nos enfants malades des séries de bains de mer additionnés d'eau-mère. Nous ne pouvions, en effet, négliger de nous servir de ce puissant remède que nous trouvons en abondance tout à côté de nous, dans des salins produisant plus de 30,000 tonnes de sel.

On nous a objecté que non loin de nous, à Cannes, les pensionnaires du Sanatorium Dolfus, sous l'habile direction de M. le docteur de Valcourt, continuent à prendre des bains de plage pendant tout l'hiver ; nous ne mettons pas en doute l'affirmation de notre si honorable confrère, mais il s'agit de s'entendre sur ce que l'on est en droit d'appeler un bain. Les enfants genevois prennent-ils des bains d'une durée ordinaire pendant les jours froids? Ce serait bien dangereux. Ces bains ne se réduisent-ils pas à une simple immersion très peu prolongée? Nous le croyons et nous pensons qu'ils peuvent être avantageusement remplacés par des douches froides d'eau de mer prises dans les annexes de notre piscine. Nous serons outillés pour cela et nous provoquerons sans danger et aussi sans interruption de traitement l'effet tonique qui est produit par les brusques changements de température sur la peau en sollicitant l'action réflexe.

Telles sont les raisons qui nous font considérer la piscine comme un des organes les plus importants du Sanatorium de Giens, et nous ne saurions trop remercier M. Renouard de sa généreuse et superbe souscription de 30,000 francs qui nous a permis de l'édifier.

Avec ou sans piscine, les hôpitaux marins forment actuellement une ceinture sur notre littoral ; ils se multiplieront certainement à l'avenir en perfectionnant graduellement les détails de leur organisation intérieure, nous pouvons donc laisser de ce côté le temps accomplir son œuvre pour nous occuper plus spécialement de leur fonctionnement général.

Nos idées sur ce sujet diffèrent beaucoup de celles qui ont eu cours jusqu'à ce jour, nous n'avons jamais négligé une occasion de les produire, et nous sommes heureux de pouvoir les soumettre à l'appréciation du Congrès, car nous voudrions les voir appliquées dans tous les hôpitaux marins depuis le plus petit jusqu'au plus considérable. Nous aurons donc à étudier les trois questions suivantes :

1º A quel genre de malades les hôpitaux marins sont-ils destinés ?

2º Dans quel but doivent être dépensées les ressources relativement restreintes dont ils peuvent disposer ?

3º Quelle direction doit-on donner au traitement des malades ?

La première de ces questions nous paraît assez facile à résoudre, nos établissements avec leur aménagement actuel doivent être exclusivement réservés aux enfants des deux sexes atteints de la scrofulose. On pourrait aussi les ouvrir à ceux qui sont atteints de la tuberculose pulmonaire à un degré peu avancé, et dont le tempérament peut supporter l'excitation produite par l'air marin ; mais il faudrait alors loger cette catégorie de malades dans des pavillons complètement séparés et ne pas les laisser dans des salles où ils sont en contact avec les scrofuleux ; nous avons fait à Giens depuis quatre ans plusieurs essais de ce genre, les résultats en ont été assez satisfaisants pour qu'on les continue à l'avenir.

La seconde question est plus délicate et présente des solutions différentes suivant le côté sous lequel on la considère.

Nous plaçons-nous à un point de vue purement philanthropique ? il nous faut recevoir tous les scrofuleux, les soigner pendant des années, les opérer, surveiller les récidives quand ils sont guéris, les éloigner de leur milieu primitif, créer pour eux des établissements spéciaux destinés à les recueillir, leur faire apprendre un métier et ne les abandonner que lorsque, après guérison définitive, ils sont capables de gagner leur vie en travaillant, soit dans les champs, soit dans les villes. Tels sont les devoirs qui nous incombent et qui forment un tout indivisible dont nous avons tracé le programme complet en 1888, dans un mémoire que l'Institut a bien voulu citer honorablement dans sa distribution du prix Montyon.

Pouvons-nous suivre cette ligne de conduite qui est celle d'un bon père de famille, et je dirai plus, le devons-nous ? Notre cœur répond certainement oui ; mais la raison, la froide et saine raison nous prouve que l'heure n'est point encore venue pour nous d'entrer dans cette voie, et que nous devons pour longtemps encore nous placer à un point de vue exclusivement social, si nous ne voulons pas dépenser en pure perte les faibles ressources dont la répartition nous a été confiée.

Que faut-il donc faire, nous demandera-t-on ? Il faut, nous l'avons déjà dit, et nous ne saurions trop le répéter, abandonner résolûment les errements du passé ; il faut réserver nos établissements maritimes pour cette catégorie d'enfants qui sont au début de la maladie et que nous avons depuis bien longtemps qualifiés de candidats à la scrofule.

Voyez, sur le seuil d'une porte, ce petit souffreteux qui suit d'un œil attristé les jeux bruyants de ses camarades : c'est la victime expiatoire des excès commis par plusieurs générations ; il porte déjà sur son visage la marque de la misère physiologique, ses jambes le soutiennent avec peine, son teint est blafard, son regard est terne, ses paupières sont bordées d'un liseré rougeâtre, son nez est chroniquement envahi par le coryza, ses lèvres épaissies ne savent plus sourire, le cuir chevelu et le derrière des oreilles sont le siège d'éruptions caractéristiques ; déjà quelques ganglions cervicaux sont infectés et roulent sous le doigt qui les cherche ; cet enfant sera-t-il scrofuleux, ses poumons deviendront-ils tuberculeux ? Nul ne peut encore le dire, il ne porte pas encore d'étiquette, mais il est sérieusement menacé. Venez bien vite à son secours, envoyez-le dans le Sanatorium maritime : au bout de quelques mois il en reviendra littéralement transformé, et vous aurez peut-être, comme cela nous est arrivé, la douce satisfaction de voir ses plus proches parents hésiter à le reconnaître.

Cet enfant que vous aurez ainsi reconstitué à peu de frais ne sera plus un danger pour l'avenir de la race humaine, il aura au contraire des enfants vigoureux, et dans les jours de danger il pourra défendre courageusement sa patrie. Mais si, négligeant vos devoirs et peu soucieux de vos intérêts généraux, vous l'abandonnez à son malheureux sort, il ne tardera pas à venir encombrer les salles de vos hôpitaux; il vous faudra bientôt l'opérer, râcler ses ganglions suppurés, ruginer les abcès de ses os, réséquer ses articulations, enfermer ses tumeurs blanches dans des appareils inamovibles ; et si, à force de soins et d'habileté opératoire, vous parvenez enfin à le guérir, vous aurez dépensé pour lui un argent que vous auriez pu beaucoup mieux employer; vous aurez pris une peine inutile, il n'en restera pas moins une non-valeur sociale.

Voilà comment nous comprenons la question, elle se résume en ces mots : prévenir avant de guérir, c'est de la simple logique ; or, que fait-on en ce moment sur tout notre littoral? Quels sont les résultats obtenus ? A quels prix les obtient-on ? Nous pouvons affirmer sans crainte d'être démenti que l'idée qui préside à la direction des établissements destinés au traitement des scrofuleux est diamétralement opposée à celle que nous aurions le désir de voir adopter. Partout nous voyons nos pavillons envahis par des malades atteints des manifestations secondaires et tertiaires de la maladie, partout le principe qui a motivé leur fondation est faussé et partout aussi nous voyons publier de longues statistiques d'opérations dont nous épargnerons la lecture au Congrès.

Et maintenant recherchons si vous le voulez bien à qui incombe la responsabilité de cette fausse direction. Prenons pour exemple l'hôpital de Berk, puisqu'avec ses 700 lits il représente le plus puissant effort de la charité administrative à l'égard des scrofuleux. Son fondateur, l'éminent docteur Perrochaud, était un hygiéniste remarquable qui lui imprima pendant de longues années une direction absolument médicale. Berk devint plus tard un hôpital à opérations ; on en a rejeté la responsabilité sur le regretté docteur Cazin qui était un opérateur émérite. Cazin était, selon nous, fort innocent de ce changement de front, il opérait parce que l'Administration de l'assistance publique du département de la Seine lui envoyait directement des malades à opérer au lieu de les faire passer préalablement par les hôpitaux de Paris ; c'est donc cette Administration seule qui est responsable, et c'est à elle que nous devons nous adresser si nous voulons qu'il soit fait à l'avenir un choix plus judicieux des malades ; c'est cette Administration qu'il faut convaincre, car le malentendu tend à se perpétuer, et nous avons vu tout récemment mettre au concours une place de *chirurgien* pour occuper celle que le décès de Cazin a laissée libre. Si l'on nomme un chirurgien à Berk, il est logique d'en conclure que l'on compte lui envoyer des malades à opérer ; les chirurgiens des enfants sont pourtant assez nombreux dans les hôpitaux de Paris pour suffire à la besogne, et nul ne peut mettre en doute leur habileté. Les a-t-on seulement consultés avant de prendre une aussi grave détermination ? Cela nous étonnerait. L'opinion de ces maîtres éminents serait pourtant d'un très grand poids, car ils sont placés assez haut pour qu'on ne puisse mettre en doute leur impartialité. En tout cas il nous est permis de nous demander pourquoi on n'opère pas les malades à Paris au lieu de les envoyer à Berk, et pourquoi on immobilise ainsi une bonne partie des lits dont on aurait le plus grand besoin pour garantir l'avenir de la population ouvrière. Quel résultat social l'Administration de l'assistance publique du département de la Seine a-t-elle obtenu depuis qu'elle a transformé Berk en hôpital d'opérations ? Le nombre des malades à hospitaliser à Paris a-t-il diminué ? Il augmente au contraire tous les jours, et si l'on continue dans cette voie on sera bientôt débordé.

La moyenne actuelle de la durée des traitements à Berk étant de 423 jours, n'eût-il pas été préférable d'y faire passer un nombre double ou triple de *candidats à la scrofule?* Il est pour nous incontestable que si cet établissement avait été dirigé dans un sens exclusivement médical, ces jeunes malades qu'il faut opérer aujourd'hui seraient en majeure partie des enfants sains et vigoureux; on aurait donc fait un emploi plus judicieux des ressources dont on pouvait disposer.

Si l'on en juge par les moyennes du séjour des malades, l'exemple de Berk a été suivi par les établissements congénères, partout les hôpitaux marins ont été considérés comme des annexes des services chirurgicaux des hôpitaux ordinaires, et Giens n'a pas fait exception à cette règle. Nos statistiques sont excellentes, malgré la gravité des cas nous n'avons presque pas eu de morts, mais notre moyenne de séjour s'élève à 292 jours.

Ces inconvénients majeurs ont éveillé la sollicitude éclairée du Conseil général des hospices civils de le ville de Lyon; une expérience de près de quatre années ayant démontré qu'avec le système actuel on n'arriverait jamais à diminuer le nombre des cas graves de la scrofule, le Conseil a, par un nouveau règlement de service, coupé résolûment le mal dans sa racine.

A l'avenir, tous les enfants proposés pour Giens seront visités par une Commission composée de médecins et de chirurgiens des hôpitaux qui statuera sur l'opportunité de leur départ et devra écarter ceux dont la maladie est trop avancée. Ces éliminés se trouveront par le fait dans la même situation que les autres malades avant la fondation de Giens; il leur restera la ressource d'entrer à Lyon dans les services chirurgicaux et d'y recevoir le traitement que comportera la gravité de leur maladie. Ne pourront-ils donc jamais voir la terre promise de Giens? De ce côté encore la prévoyance de nos administrateurs n'est pas en défaut; ils ont admis que des opérés après de grands traumatismes chirurgicaux, ou que des enfants sur lesquels un mauvais état général ne permet pas une intervention sanglante, peuvent retirer des bénéfices certains d'un séjour sur le littoral; on leur a donc réservé à Giens un certain nombre de lits; ils y seront envoyés dans ce cas sur la demande des chefs de service des hôpitaux.

Il nous reste, Messieurs, à vous entretenir de la durée du séjour des scrofuleux dans les hôpitaux marins, que l'on ait affaire à des chroniques ou seulement à des cas de début; là aussi nous pensons qu'il y a des réformes à accomplir, et qu'il y a lieu de remplacer les longs séjours consécutifs par des cures successives, les premiers ne produisant pas des effets curatifs comparables à ceux obtenus par les seconds.

Nous avons remarqué, en effet, qu'après quelques mois passés sur le littoral l'état de nos malades reste stationnaire, ils n'ont plus qu'une réaction très atténuée, ils sont en un mot saturés d'air marin; quelques-uns même ont une tendance à perdre une portion de leur poids. Cette observation, plusieurs fois répétée, nous conduit à renvoyer provisoirement ces malades dans leurs familles et à les replonger dans leur milieu primitif; ils y perdent, il est vrai, une partie des bénéfices qu'ils avaient acquis, mais on nous les renvoie au bout d'un certain temps, et ils reprennent aussitôt une marche ascendante pour arriver d'étape en étape à la guérison définitive.

A quelle cause devons-nous attribuer ce résultat? Nous n'y voyons, pour notre part, qu'une application du système bien connu du changement de climat que nous pratiquons peu en France, mais qui est fort en honneur dans les pays étrangers, et surtout en Angleterre. Nous savons, du reste, qu'en Italie les cures des scrofuleux au bord de la mer ne dépassent généralement pas 40 jours.

Le nouveau règlement de service de Giens a été conçu dans cet ordre d'idées, il fixe à quatre mois la durée du séjour ordinaire des enfants dans notre Sanatorium, ce qui sera bien suffisant si les malades que l'on nous enverra ne sont pas trop gravement atteints; en tous cas cet article du règlement n'est pas inflexible, et il est inutile de dire qu'à

Giens, comme partout ailleurs, le médecin traitant est libre de garder un malade aussi longtemps qu'il le juge nécessaire.

Permettez-nous, Messieurs, avant de terminer cette communication, de remercier le Congrès de sa bienveillante attention et de poser les conclusions suivantes :

1° Les hôpitaux marins sont en général destinés au traitement des enfants scrofuleux.

2° Les malades seront choisis parmi ceux qui sont au début de la maladie.

3° La direction des hôpitaux marins doit être surtout médicale.

www.ingramcontent.com/pod-product-compliance
Lightning Source LLC
Chambersburg PA
CBHW050434210326
41520CB00019B/5922